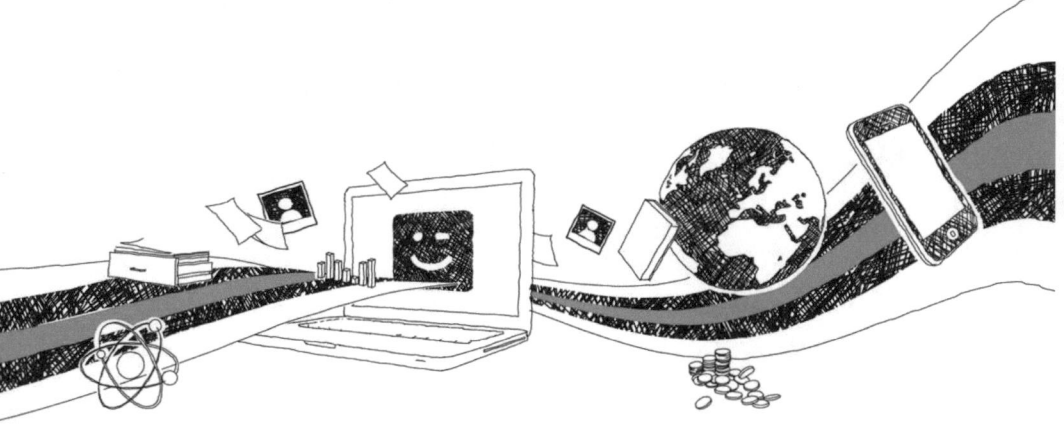
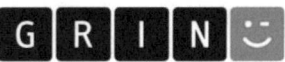

Einflussfaktoren auf ambulant-sensitive Krankenhausfälle mit der Hauptdiagnose Hypertonie

Daria Kozica

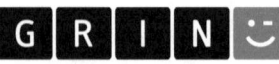

Bibliografische Information der Deutschen Nationalbibliothek:

Die Deutsche Nationalbibliothek verzeichnet diese Publikation in der Deutschen Nationalbibliografie; detaillierte bibliografische Daten sind im Internet über http://dnb.d-nb.de abrufbar.

ISBN: 9783346989031
Dieses Buch ist auch als E-Book erhältlich.

© GRIN Publishing GmbH
Trappentreustraße 1
80339 München

Druck und Bindung: Books on Demand GmbH, Norderstedt Germany
Gedruckt auf säurefreiem Papier aus verantwortungsvollen Quellen

Das vorliegende Werk wurde sorgfältig erarbeitet. Dennoch übernehmen Autoren und Verlag für die Richtigkeit von Angaben, Hinweisen, Links und Ratschlägen sowie eventuelle Druckfehler keine Haftung.

Das Buch bei GRIN: https://www.grin.com/document/1436376

Hausarbeit

Einflussfaktoren auf ambulant-sensitive Krankenhausfälle mit der Hauptdiagnose Hypertonie

vorgelegt von

Daria Kozica

Hochschule Niederrhein

Fachbereich Gesundheitswesen

Health Care (Master)

Schwerpunkt: Gesundheitswissenschaften

Sommersemester 2022

Inhaltsverzeichnis

Tabellenverzeichnis

1 Einleitung

Die Gesundheitsausgaben Deutschlands fallen vor allem im stationären Sektor hoch aus und steigen von Jahr zu Jahr weiter an. 2020 wurden 114,2 Milliarden Euro für die Behandlung in Krankenhäusern ausgegeben (Destatis, 2022). Einsparungen könnten unter anderen durch die Vermeidung von ambulant-sensitiven Krankenhausfällen (ASK) erreicht werden. Bei ASK handelt es sich um Krankenhausaufenthalte, die "durch eine effektive und rechtzeitige ambulante Versorgung verhindert werden können" (IGES Institut, 2015). Hierzu zählen akute Erkrankungen, die beispielsweise durch eine Impfung oder Präventionsangebote verhindert oder angemessen kontrolliert werden könnten sowie chronische Erkrankungen, bei denen ein Krankenhausaufenthalt durch angemessene Kontrolle der Erkrankung und somit ausbleibender Verschlechterung des Gesundheitszustandes vermieden werden könnten (Burgdorf & Sundmacher, 2014). Die Häufigkeit von ASK dient zudem als Indikator für die Qualität der ambulanten Versorgung (Burgdorf & Sundmacher, 2014). Die Hypertonie ist eine der ambulant-sensitiven Erkrankungen, bei der ein Krankenhausaufenthalt durch eine bedarfsgerechte ambulante Versorgung vermieden werden kann. Erhöhter Blutdruck ist eine der häufigsten Erkrankungen. Laut einer Studie des Robert-Koch-Instituts liegt die 12-Monats-Prävalenz für den Bluthochdruck in Deutschland bei 28%. Mit zunehmendem Alter steigt auch der Anteil der an Bluthochdruck Erkrankten. Mehr als die Hälfte der über 65-jährigen in Deutschland sind an Bluthochdruck erkrankt (Robert-Koch-Institut, 2012). Da jährlich weltweit ca. 9,4 Millionen Menschen an Hypertonie versterben, wird die Hypertonie als der wichtigste veränderbare Risikofaktor für Mortalität angesehen (Robert-Koch-Institut, o. J.). Bisherige Untersuchungen der Determinanten der ASK ergaben unter anderem eine Assoziation mit hohem Alter, schlechten Versorgungsstrukturen und niedrigem Einkommen. Studien fanden zudem inkonsistente Ergebnisse in Bezug auf den Zusammenhang zwischen der Ärztedichte und der ASK-Rate (Burgdorf & Sundmacher, 2014). Aufgrund der hohen Prävalenz der Hypertonie und der stetig steigenden Kosten im Gesundheitswesen ist eine Vermeidung von ambulant-sensitiven Hypertoniefällen wichtig. Um Strategien zur Verhinderung von ASK entwickeln zu können ist eine Untersuchung der Determinanten von elementarer Bedeutung.

Das Ziel der Hausarbeit ist es, den Zusammenhang zwischen potenziellen sozioökonomischen Einflussfaktoren, Indikatoren zu ambulanten und stationären Versorgungsstrukturen und der ASK-Rate mit der Hauptdiagnose Hypertonie auf Kreisebene zu untersuchen. Zudem werden in diesem Zusammenhang die Kosten auf Ebene der Bundesländer bestimmt, die sich durch eine Senkung der ASK-Rate potenziell erreichen lassen.

2 Methodik

Im Folgenden wird ein Überblick über die Daten (-herkunft) und das Vorgehen hinsichtlich der Aufbereitung und Analyse der Daten gegeben. Als Beobachtungseinheit werden alle 402 Kreise bzw. kreisfreie Städte in Deutschland ausgewählt.

2.1 Datenbeschreibung und -herkunft

Die Daten zu den sozioökonomischen Faktoren und Indikatoren zu stationären und ambulanten Versorgungsstrukturen entstammen der Datenbank INKAR online und sind aus dem Jahr 2014. Die Angaben zum Gesamtindex sozialer Deprivation (GISD) sind aus dem Jahr 2012 und stammen aus dem SowiDataNet des Leibniz-Institut für Sozialwissenschaften. Die ASK-Raten entstammen dem Zentralinstitut für die kassenärztliche Versorgung.

2.2 Datenaufbereitung

Die Bearbeitung und Auswertung der Daten erfolgt in dem Programm IBM SPSS Statistics 27. Der Datensatz wird auf fehlende Werte überprüft. Es finden sich keine systembedingt fehlenden Werte. Für die vier Kreise Fürth, Kusel, Sömmerda und den Rhein-Pfalz-Kreis wird die Anzahl an Krankenhausbetten pro 10.000 Einwohner mit 0,00 angeben. Mit dem Infoportal Zukunft.Land des Bundesministeriums für Ernährung und Landwirtschaft wird die Plausibilität dieser Werte überprüft (Bundesministerium für Ernährung und Landwirtschaft, 2014).

Die potenziellen Prädiktoren werden auf Multikollinearität geprüft. Hierzu wird eine Korrelationsmatrix erstellt und die Korrelation nach Pearson als Maß für die Beziehung zwischen den Prädiktoren herangezogen. Als Cut-Off-Wert wird eine Korrelation von $\geq 0,7$ festgelegt. Hierbei zeigt sich das der GISD sowohl mit der Lebenserwartung von Neugeborenen (0,701) als auch mit dem Einkommen (0,738) sowie der Arbeitslosenquote (0,740) moderat korreliert. Die Variablen „Haushaltseinkommen" und „Arbeitslosenquote" werden aus der Analyse ausgeschlossen, da diese Faktoren bei der Kalkulation des GISD berücksichtigt werden und die Variablen mit dem GISD korrelieren. Die Lebenserwartung eines Neugeborenen wird ebenfalls aufgrund der Korrelation mit dem GISD ausgeschlossen. Bei diesem Indikator kann zudem ein kausaler Zusammenhang mit dem sozioökonomischen Status vermutet werden. Der Prädiktor „Anteil an Einpersonenhaushalten" korreliert stark mit der Facharztdichte (0,751) und wird ebenfalls ausgeklammert. Zudem korrelieren die Anzahl der Krankenhausbetten und die Arztdichte miteinander. Da einer der Indikatoren auf die ambulanten und einer auf die stationären Versorgungsstrukturen abzielt, werden beide Indikatoren trotz dessen weiter berücksichtigt. Da auch der Akademikeranteil bei der Bestimmung des GISD Beachtung findet, geht diese Variable nicht mit in die Analyse ein. Weiterhin wird der Indikator Ländlichkeit aufgrund von seiner inhaltlichen Ähnlichkeit mit dem Indikator Kreistypen ausgeschlossen.

Der Zusammenhang zwischen den potenziellen Einflussgrößen und der abhängigen Variable wird anhand von Scatterplots grafisch dargestellt und auf Linearität überprüft. Nach visueller Prüfung der Scatterplots kann ein linearer Zusammenhang des durchschnittlichen Alters der Bevölkerung, der Hausarztdichte sowie der Anzahl an Krankenhausbetten und der abhängigen Variable angenommen werden. Diese Einflussgrößen fließen als metrische Variablen in die Analyse ein. Bei allen weiteren Variablen kann nach visueller Prüfung kein linearer Zusammenhang vermutet werden. Für diese Variablen werden Kategorien gebildet.

Für den GISD werden drei Kategorien analog zur Methodik des Artikels „Regionale Unterschiede in der Gesundheit – Entwicklung eines sozioökonomischen Deprivationsindex für Deutschland" erstellt (Robert Koch-Institut, 2018). Hierzu wurden die vorliegenden Daten zunächst in Quintile eingeteilt. Die Regionen mit den niedrigsten 20% der Werte wurden als Regionen mit der kleinsten Deprivation bzw. höchsten sozioökonomischen Status klassifiziert. Die drei in der Mitte liegenden Quintile bilden die Kategorie „mittlere sozioökonomische Deprivation). Die oberen 20% werden als Regionen mit hoher Deprivation bzw. niedrigem sozioökonomischen Status eingestuft. Die Facharztdichte wird mit Hilfe von Quartilen kategorisiert. Da der Frauenanteil eine niedrige Spannweite aufweist, werden hier nur zwei Kategorien gebildet, die sich am Median orientieren.

Für die nominalen Variablen mit mehr als zwei Ausprägungen werden Dummyvariablen erstellt. Als Referenzkategorie wird bei der Auswertung die Kategorie ausgewählt, in der der Median liegt.

2.3 Statistische Datenanalyse

Zur Deskription der Daten werden als Lageparameter das arithmetische Mittel sowie der Median bestimmt. Als Streuungsparameter werden das Minimum, das Maximum und die Standardabweichung ermittelt.

Der Zusammenhang zwischen Variablen wird mittels bivariater und multivariater linearer und logistischer Regression analysiert. Es werden bivariate Regressionsanalysen für die Zielgröße und die potenziellen Einflussgrößen durchgeführt. Hierbei ist die Zielgröße bzw. die abhängige Variable die unadjustierte Rate an ASK mit der Hauptdiagnose Hypertonie aus dem Jahr 2014 (Indikator: Hypertension_crude). Als potenzielle Einflussgrößen werden sozioökonomische Faktoren und Indikatoren zu stationären und ambulanten Versorgungsstrukturen herangezogen. Im Anschluss daran fließen die Variablen in ein multivariables lineares Regressionsmodell ein. Der gesamte Prozess der bivariaten und multivariablen Regressionsanalyse wird mit den gleichen potenziellen Prädiktoren und einer anderen Zielgröße durchgeführt, um einen Vergleich der Regressionskoeffizienten zu ermöglichen. Hierzu wird die Rate der gesamten ASK als Zielgröße verwendet.

Im nächsten Schritt wird eine logistische Regression durchgeführt. Voraussetzung hierfür ist eine binär kodierte abhängige Variable. Es wird eine neue Variable gebildet, die die Anzahl an ASK mit der Hauptdiagnose Hypertonie in die Kategorien niedrige bis mittlere Anzahl sowie hohe Anzahl klassifiziert. Auch hier werden Quartile zur Einteilung verwendet. In zweiter Klasse werden die 25% der Regionen mit den höchsten ASK-Raten eingeteilt. Alle weiteren Regionen werden ersterer Klasse zugeordnet. Die Odds Ratios werden mit 95% Konfidenzintervallen berichtet.

2.4 Einsparpotenziale

Zur Bestimmung der Einsparpotenziale wird eine Benchmark festgelegt. Alle Fälle die über der bundesdurchschnittlichen Häufigkeit an ASK mit der Hauptdiagnose Hypertonie liegen, werden, wie in der Studie des IGES-Instituts, als vermeidbar klassifiziert (IGES Institut, 2015). Die Kosten pro vermeidbaren Fall werden unter Zuhilfenahme des Fallpauschalenkatalog G-DRG-Version 2014 sowie des Bundebasisfallwertes aus dem Jahr 2014 bestimmt (GKV Spitzenverband, o. J.; Institut für das Entgeltsystem im Krankenhaus, 2014). Die DRG F67A wird analog zum Vorgehen des IGES Instituts nicht als vermeidbarer Fall betrachtet. Der Mittelwert der drei verbleibenden DRGs wird bestimmt und als Kostenfaktor für einen vermiedenen Fall bei den Berechnungen der Einsparpotenziale angesetzt. Der durch dieses Vorgehen bestimmte Wert liegt bei 1837,27€ pro Fall (Anhang 1).

3 Ergebnisse

3.1 Deskriptive Statistik

Die Ergebnisse der deskriptiven Statistik sind der Tabelle 1 zu entnehmen. Das durchschnittliche Alter der Bevölkerung liegt in den Landkreisen zwischen 39,90 und 49,60. Die Regionen erreichen einen Mittelwert von 44,55 auf dem GISD. Der Frauenanteil variiert um maximal 4,1%-Punkte. Bei der Betrachtung der ambulanten Versorgungsstrukturen zeigt sich, dass in einigen Regionen fast doppelt so viele Hausärzte pro 100.000 Einwohner tätig sind wie in anderen. Große Unterschiede bestehen zudem bei der fachärztlichen Versorgung sowie der Krankenhausbettendichte. Die Facharztdichte pro 100.000 Einwohner liegt zwischen 22,8 und 340. In Deutschland gibt es Landkreise, in denen keine Krankenhausbetten verfügbar sind. In anderen Landkreisen existieren bis zu 2157 Krankenhausbetten je 100.000 Einwohner. Im Mittel kommt es zu 517,03 ASK mit

4

der Hauptdiagnose Hypertonie pro 100.000 Einwohner. Die niedrigste Rate wird mit 71 Fällen pro 100.000 Einwohner in Emden in Niedersachsen erzielt. Im Gegensatz dazu kommt es in Berlin zu der höchsten Anzahl an Hypertoniefällen. Die Rate, die alle ambulant-sensitiven Erkrankungen umfasst, liegt mit durchschnittlich 1088,39 mehr als doppelt so hoch wie die Hypertonierate. Im Gegensatz dazu ist die Spannweite der Rate an Hypertonieerkrankungen deutlich größer als die Spannweite der allgemeinen ASK-Rate.

Tabelle 1: Deskriptive Statistik, Variablen auf Kreisebene (n=402), 2014

Variable	Mittel-wert	Median	Standard-abweichung	Min.	Max.
Alter der Bevölkerung in Jahren	44,38	44,15	1,87	39,90	49,60
GISD[1]	44,55	43,12	16,96	0,00	100,00
Frauenanteil in %	50,88	50,80	0,67	48,80	52,90
Fachärzte pro 100.000 Einwohner	109,54	85,95	57,56	22,80	340,00
Hausärzte pro 100.000 Einwohner	61,2	60,95	7,74	46,40	90,20
Krankenhausbetten pro 100.000 Einwohner	644,69	558,00	382,84	0,00	2157,00
ASK Hypertonie pro 100.000 Einwohner	517,03	392,50	446,93	71,00	4110,00
ASK pro 100.000 Einwohner	1088,39	1041,00	301,08	558,00	2192,00

[1]Angaben zum GIDS stammen aus dem Jahr 2012

3.2 Lineare Regressionsanalyse

Für die Hypertonierate weisen alle signifikanten Einflussfaktoren in der bivariaten Analyse die gleiche Effektrichtung auf. Im Vergleich zu Kernstädten ist die Hypertonierate in Landkreisen im ländlichen Umland (β=-318,57) und im ländlichen Raum (β=-320,82) signifikant niedriger. In Landkreisen mit einem niedrigeren Frauenanteil treten 148,15 ASK-Fälle pro 100.000 Einwohner weniger auf als in Landkreisen mit einem hohen Frauenanteil. Die Facharztdichte zeigt sich ebenfalls als signifikanter Prädiktor für die Hypertonierate. Bei einer Facharztdichte von <73 Fachärzte pro 100.000 Einwohner ist die Rate um 214,2 Fälle niedriger als bei einer durchschnittlichen Facharztdichte. Für jeden zusätzlichen Hausarzt pro 100.000 Einwohner sinken die ambulant sensitiven Krankhausfälle um 9,55.

Das multivariable Modell erklärt für den Indikator Hypertonie 18,6% der Varianz. Von den 16 in das Modell aufgenommenen Variablen, waren fünf signifikant. Erst im multivariablen Modell wird der Einfluss eines hohen sozioökonomischen Status auf die Hypertoniehäufigkeit signifikant. Im Vergleich zu Landkreisen mit mittlerem sozioökonomischem Status stehen Landkreise mit niedrigem sozioökonomischem Status in Verbindung mit einer Reduktion der Rate um 149,49. Im Vergleich zur bivariaten Analyse ist die Stärke des Zusammenhangs zwischen den Kreistypen und der Hypertoniehäufigkeit höher. In diesem Modell zeigt sich auch das verdichtete Umland als signifikanter Prädiktor für die Hypertoniehäufigkeit (β=-278,34). Die Verbindung von Frauenanteil und Hypertonie-Häufigkeit ist etwas schwächer, aber weiterhin signifikant. Der Zusammenhang zwischen einer niedrigen Facharztdichte (<73 Fachärzte/100.000 Einwohner) bleibt, wenn auch etwas schwächer (β=-135,33), weiterhin signifikant. In der multivariablen Analyse zeigt sich zudem eine hohe Facharztdichte als protektiver Faktor. In Regionen mit einer Facharztdichte von $\geq$128 Fachärzten pro 100.000 Einwohner treten im Vergleich zu Regionen mit einer durchschnittlichen Facharztdichte 186,66 Fälle pro 100.000 Einwohner weniger auf. Im Gegensatz zur Facharztdichte ist die Hausarztdichte im multivariablen Modell kein signifikanter Prädiktor.

Tabelle 2: Ergebnisse der linearen Regressionsanalyse

Variable			Regressionskoeffizienten b_i			
			Roh		Adjustiert	
		N	Hypertonie	Alle ASK	Hypertonie	Alle ASK
GISD	Hoher soz. Status	81	-91,30	-259,96**	-149,49*	-114.23**
	Mittlerer soz. Status	241	Ref.	Ref.	Ref.	Ref.
	Niedriger soz. Status	80	38,53	204,13**	30,04	60,52
Kreistyp	Kernstädte	68	Ref.	Ref.	Ref.	Ref.
	Verdichtetes Umland	135	-118,25	45,2	-278,34**	-43,62
	Ländliches Umland	102	-318,57**	172,35**	-454,48**	3,92
	Ländlicher Raum	97	-320,82**	272,66**	-455,10**	7,93
Frauenanteil in %	bis 50,8%	212	-148,15*	-33,69	-115,41*	3,90
	>50,8%	190	Ref.	Ref.	Ref.	Ref.
Fachärzte pro 100.000 Einwohner	<73	99	-214,2*	-13,80	-135,33*	36,78
	73 bis unter 86	102	-26,50	-14,84	0,79	16,58
	86 bis unter 128	101	Ref.	Ref.	Ref.	Ref.
	≥128	100	-117,32	-134,61*	-186,66*	-101,96*
Alter der Bevölkerung in Jahren			0,96	102,30**	9,08	82,05**
Hausärzte pro 100.000 Einwohner			-9,55*	1,01	-5,40	-2,77
Krankenhausbetten pro 100.000 Einwohner			-0,07	0,08*	-0,14	0,21**
Multivariables Modell		a			1016,50	-2484,58
		R^2			0,186	0,486

* p<0,05
** p<0,001

In der bivariaten Analyse ist ein hoher sozioökonomischer Status im Vergleich zum mittleren sozioökonomischen Status als signifikanter Prädiktor der ASK-Häufigkeit (β=-259,96). Im Gegensatz dazu steht ein niedriger sozioökonomischer Status in Verbindung mit einer um 204,13 Fälle erhöhten ASK-Rate. Steigt das durchschnittliche Alter der Bevölkerung um ein Jahr, so ist dies mit einer Erhöhung der ASK-Häufigkeit um 102,30 Fälle pro 100.000 Einwohner assoziiert. Ein zusätzliches Krankenhausbett auf 100.000 Einwohner geht mit einer Erhöhung der Fälle um 0,08 einher. Der Kreistyp zeigt sich in dieser Analyse ebenfalls als Einflussfaktor. Regionen im ländlichen Umland (β=172,35) und im ländlichen Raum (β=272,66) stehen im Vergleich zu Kernstädten mit einer höheren ASK-Rate in Verbindung. Bei einer hohe Facharztdichte ($\geq$128) ist die ASK-Rate um 134,61 Fälle je 100.000 Einwohner geringer als bei einer durchschnittlichen Facharztdichte.

Das multivariable Modell für die Gesamtheit der ambulant-sensitiven Erkrankungen weist mit 48,6% eine hohe Varianzaufklärung auf. Nach Adjustierung der Variablen bleiben sowohl der hohe sozioökonomische Status (β=-114,23), eine hohe Facharztdichte (β=-101,96), das durchschnittliche Alter der Bevölkerung (β=82,05) sowie die Krankenhausbettendichte (β=0,21) signifikante Prädiktoren der ASK-Rate. Der Zusammenhang zwischen einem niedrigen sozioökonomischen Status sowie den Kreistypen und der ASK-Rate ist im multivariablen Modell nicht mehr signifikant.

3.3 Logistische Regressionsanalyse

Erhöht sich das Alter der Bevölkerung um ein Jahr, so steigt die relative Wahrscheinlichkeit auf eine hohe Hypertonierate in einem Landkreis um 12,9%. Im Gegensatz dazu sinkt die Wahrscheinlichkeit eines Landkreises auf eine hohe Hypertonierate um 5,3%, wenn sich die Hausarztdichte um einen Hausarzt je 100.000 Einwohner erhöht. Ein hoher sozioökonomischer Status zeigt sich als protektiver Faktor. Die Chance auf eine hohe Hypertonierate ist in Regionen mit hohem sozioökonomischen Status 0,381-mal so hoch wie in Regionen mit mittlerem sozioökonomischem Status. Es besteht zudem ein Zusammenhang zwischen Kreistyp und ASK-Häufigkeit. Im ländlichen Umland ist die Chance auf eine hohe ASK-Rate 0,262-mal so hoch wie in Kernstädten. Im ländlichen Raum ist die Effektstärke auf einem vergleichbaren Niveau. Regionen mit einem niedrigeren Frauenanteil haben eine halb so große Chance für das Auftreten einer hohen ASK-Rate als Regionen mit einem Frauenanteil, der über dem Median liegt. Eine niedrige Facharztdichte ist signifikant mit einer niedrigeren Chance auf eine hohe Hypertoniehäufigkeit assoziiert (OR 0,291).

Nach Adjustierung der Variablen bleibt die Effektstärke des sozioökonomischen Status sowie einer niedrigen Facharztdichte vergleichbar. Der Einfluss der Kreistypen auf die Hypertoniehäufigkeit wird stärker. Erst in der multivariablen Analyse zeigt sich ein signifikanter Einfluss des verdichteten Umlands. Im Vergleich zu Kernstädten ist die Chance eines Landkreises zu 25% der

7

Landkreise mit der höchsten Hypertonierate zu gehören, 0,226-mal so hoch, wenn sie im verdichteten Umland liegen. Die Chance auf eine hohe Hypertonierate ist im ländlichen Umland 0,065-mal und im ländlichen Raum 0,066-mal so hoch wie in Kernstädten. Erhöht sich das durchschnittliche Alter der Bevölkerung um ein Jahr, so liegt die relative Wahrscheinlichkeit einer Region eine hohe Hypertonierate aufzuweisen nach Adjustierung mit 31,4% höher als in der bivariatem Analyse. Der Einfluss der Hausarztdichte und des Frauenanteils ist in diesem Modell nicht mehr signifikant.

Tabelle 3: Ergebnisse der logistischen Regressionsanalyse

Faktoren		N	n (%)	Landkreis mit hoher Hypertonierate	
				OR (95%KI)	
				Roh	Adjustiert
GISD	Hoher soz. Status	81	25 (31,3%)	0,381 (0,186-0,784)	0,315 (0,140-0,709)
	Mittlerer soz. Status	241	65 (27,0%)	Ref.	Ref.
	Niedriger soz. Status	80	10 (12,3%)	1,231 (0,709-2,137)	0,970 (0,476-1,977)
Kreistyp	Kernstädte	68	27 (39,7%)	Ref.	Ref.
	Verdichtetes Umland	135	44 (32,6%)	0,734 (0,401-1,344)	0,226 (0,077-0,665)
	Ländliches Umland	102	15 (14,7%)	0,262 (0,126-0,545)	0,065 (0,019-0,227)
	Ländlicher Raum	97	14 (14,4%)	0,256 (0,121-0,540)	0,066 (0,017-0,249)
Frauenanteil in %	bis 50,8%	212	40 (18,9%)	0,504 (0,318-0,798)	0,767 (0,420-1,399)
	>50,8%	190	60 (31,6%)	Ref.	Ref.
Fachärzte pro 100.000 Einwohner	<73	99	10 (10,1%)	0,291 (0,140-0,606)	0,371 (0,153-0,903)
	73 bis unter 86	102	36 (35,3%)	1,111 (0,616-2,002)	1,205 (0,603-2,407)
	86 bis unter 128	101	32 (31,7%)	Ref.	Ref.
	≥128	100	22 (22,0%)	0,608 (0,323-1,144)	0,473 (0,161-1,392)
Alter der Bevölkerung in Jahren				1,129 (1,001-1,273)	1,314 (1,089-1,586)
Hausärzte pro 100.000 Einwohner				0,947 (0,915-0,979)	0,954 (0,909-1,001)
Krankenhausbetten pro 100.000 Einwohner				1,000 (0,999-1,000)	0,999 (0,998-1,000)

3.4 Einsparpotentiale

In 134 Kreise übersteigt die Hypertonierate die bundesdurchschnittliche Rate. In diesen Kreisen liegen 58.248 Fälle pro 100.000 Einwohner über dem Bundesdurchschnitt. Bei Kosten von 1.837€ pro Krankenhausfall entspricht dies einer Einsparung von 107.023.128€, wenn die Rate pro 100.000 Einwohner auf den Bundesdurchschnitt gesenkt werden kann. Das höchste Potenzial für Einsparungen zeigt sich in Nordrhein-Westfalen. Hier können zusätzliche 26.539 Fälle pro 100.000 Einwohner verzeichnet werden. In Nordrhein-Westfalen könnten potenziell 48.759.309€ eingespart werden, wenn die Hypertonierate in diesen Landkreisen auf die bundesdurchschnittliche Rate gesenkt werden könnte (Anhang 2).

4 Diskussion

Der Zusammenhang zwischen potenziellen sozioökonomischen Einflussfaktoren, Indikatoren zu ambulanten und stationären Versorgungsstrukturen auf ambulant-sensitive Erkrankungen wurde mittels Regressionsverfahren untersucht.

Die Gesamtheit an ASK lässt sich durch die vorliegenden Prädiktoren deutlich besser (R^2=0,486) erklären als die Hypertonierate (R^2=0,186). In der multivariablen Regressionsanalyse zeigen sich ein hoher sozioökonomischer Status und eine hohe Facharztdichte sowohl bei der Gesamtheit der ambulant-sensitiven Erkrankungen sowie auch spezifisch bei der Hypertonie als protektive Faktoren, wobei der Effekt auf die Hypertonie bei beiden Faktoren etwas höher ausfällt. Unterschiede zeigen sich bei der Betrachtung anderer Faktoren. Der Zusammenhang zwischen dem Kreistyp sowie dem Frauenanteil und der Hypertonierate ist (höchst) signifikant. Zwischen diesen Faktoren und der allgemeinen ASK-Rate kann kein signifikanter Zusammenhang festgestellt werden. Im Gegensatz dazu sind sowohl die Dichte an Krankenhausbetten als auch das durchschnittliche Alter der Bevölkerung signifikante Prädiktoren der Gesamtheit der ambulant-sensitiven Erkrankungen; während diese Faktoren keinen signifikanten Einfluss auf die Hypertoniehäufigkeit einer Region haben.

Bei der Hypertonie handelt es sich um eine stressassoziierte Erkrankung. Eine mögliche Erklärung für niedrigere Hypertonieraten in ländlicheren Regionen könnte das höhere Stresslevel in städtischen Regionen darstellen. Die Verbindung einer niedrigen Facharztdichte mit einer niedrigen Hypertonierate könnte damit erklärt werden, dass Erkrankungen, die zu einer Krankenhauseinweisung führen könnten, nicht diagnostiziert werden. Denkbar wäre das der Zugang zu ambulanten Versorgungsstrukturen in Landkreisen mit niedriger Facharztdichte erschwert ist und diese Barriere dazu führt, dass Patienten seltener einen Facharzt konsultieren. Der Effekt von guten ambulanten fachärztlichen Versorgungsstrukturen auf die Häufigkeit von ambulant-sensitiven Hypertoniefällen ist nicht überraschend. Eine hohe Facharztdichte wird hier vermutlich zu einer hohen Anzahl an Diagnosen und daraus resultierend zu einer erhöhten Anzahl an Hospitalisierungen führen.

Vergleicht man die Resultate mit den Ergebnissen vorangegangener Untersuchung, so zeigen sich parallelen. Studien konnten einen Zusammenhang zwischen hohem Alter, niedrigem Einkommen und der ASK-Rate herstellen. Die Verbindung zwischen hohem Alter und der ASK-Häufigkeit zeigt sich hier ebenfalls. Isoliert man die Hypertonie von den anderen ambulant-sensitiven Erkrankungen, so spielt das Alter keine signifikante Rolle mehr. Parallelen zeigen sich ebenfalls in Bezug auf das Einkommen. In dieser Untersuchung findet das Einkommen bei der Kalkulation des GISD

Beachtung. In der Literatur ist ein niedriges Einkommen mit einer hohen ASK-Häufigkeit assoziiert. Hier zeigt sich ein hoher sozioökonomischer Status als signifikanter Prädiktor der ASK-Rate sowie der Hypertonierate.

Eine Limitation der Arbeit ist die Verwendung des GISD als Prädiktorvariable. Durch die Zusammenfassung diverser einzelner Faktoren zu einem Index kann zwar einerseits der Einfluss des sozioökonomischen Status erfasst werden, andererseits sind so keine Rückschlüsse mehr auf die Effekte der einzelnen Faktoren (z.B. Einkommen oder Arbeitslosenquote) möglich. Bei den Vergleichen der Effekte auf die Hypertonierate und auf die Rate der Gesamtheit der ASK muss beachtet werden, dass die Hypertoniefälle auch zur Gesamtheit der ASK gehören. Eine isolierte Betrachtung der ASK ohne die Erkrankung Hypertonie war aus diesem Grund nicht möglich. Zudem muss außerdem beachtet werden, dass die Ärzte- und Krankenhausbettendichte nur Aussagen zur Quantität und nicht zur Qualität der Versorgung in einem Landkreis zulassen. Trotz dieser Limitationen können aus der Analyse Rückschlüsse auf die Prädiktoren der ASK mit der Hauptdiagnose Hypertonie gezogen werden.

5 Fazit

Ein hoher sozioökonomischer Status erweist sich sowohl für die Vermeidung der Hypertonie als auch für die Vermeidung der Gesamtheit an ambulant-sensitiven Erkrankungen als wichtiger protektiver Faktor. Gleiches zeigt sich für den Indikator Kreistyp. Umso ländlicher ein Landkreis gelegen ist, umso niedriger ist die Wahrscheinlichkeit für eine hohe Hypertonierate. Im Gegensatz dazu ist die allgemeine ASK-Rate umso höher, umso ländlicher ein Landkreis gelegen ist. Für die ambulant-sensitive Erkrankung Hypertonie erweisen sich ambulante Versorgungsstrukturen relevanter als die stationären Versorgungsstrukturen. Das durchschnittlicher Alter der Bevölkerung und die stationären Versorgungsstrukturen haben einen größeren Einfluss auf alle ASK als auf die Hypertonie, wobei sich die Facharztdichte auch auf die ASK-Häufigkeit auswirkt. Der Frauenanteil in der Bevölkerung ist für die Hypertonierate relevanter. Insgesamt betrachtet spielen sowohl sozioökonomische Faktoren als auch Versorgungsstrukturen eines Landkreises eine Rolle bei der Entstehung von ASK und müssen bei der Entwicklung von Strategien zur Vermeidung ASK beachtet werden.

Literaturverzeichnis

Bundesministerium für Ernährung und Landwirtschaft. (2014). *Infoportal Zukunft.Land.* https://www.landatlas.de/wohnen/kbetten.html

Burgdorf, F., & Sundmacher, L. (2014). Potentially Avoidable Hospital Admissions in Germany. *Deutsches Ärzteblatt international.* https://doi.org/10.3238/arztebl.2014.0215

Destatis. (2022, April 7). *Gesundheitsausgaben nach Einrichtungen.* https://www.destatis.de/DE/Themen/Gesellschaft-Umwelt/Gesundheit/Gesundheitsausgaben/Tabellen/einrichtungen.html

GKV Spitzenverband. (o. J.). *Bundesbasisfallwert (BBFW).* Abgerufen 10. Juni 2022, von https://www.gkv-spitzenverband.de/krankenversicherung/krankenhaeuser/budgetverhandlungen/bundesbasisfallwert/bundesbasisfallwert.jsp

IGES Institut. (2015). *Ambulantes Potential in der stationären Notfallversorgung* [Studienbericht zur Projektphase I]. https://www.i-ges.com/e6/e1621/e10211/e10849/e11992/e11996/e11998/attr_objs12650/IGES_Ambulantes_Potential_Notfaelle_WEB_ger.pdf

Institut für das Entgeltsystem im Krankenhaus. (2014). *Fallpauschalenkatalog G-DRG-Version 2014.* https://www.g-drg.de/Archiv/DRG_Systemjahr_2014_Datenjahr_2012#sm2

Robert Koch-Institut. (2018). *Regionale Unterschiede in der Gesundheit – Entwicklung eines sozioökonomischen Deprivationsindex für Deutschland.* https://doi.org/10.17886/RKI-GBE-2017-035.2

Robert-Koch-Institut. (o. J.). *Hypertonie.* Abgerufen 11. Juli 2022, von https://www.rki.de/DE/Content/Gesundheitsmonitoring/Themen/Chronische_Erkrankungen/Hypertonie/Hypertonie_node.html

Robert-Koch-Institut. (2012). *Bluthochdruck. Faktenblatt zu GEDA 2012: Ergebnisse der Studie „Gesundheit in Deutschland aktuell 2012".* RKI.

Anhang

Anhang 1: Kalkulation der Kosten je ASK-Fall

DRG	Bezeichnung	Relativgewicht	Betrag
F67A	Hypertonie mit äußerst schweren CC	1,258	3971,28€
F67B	Hypertonie mit komplizierender Diagnose oder schweren CC	0,705	2225,56€
F67C	Hypertonie ohne komplizierende Diagnose, ohne äußerst schwere oder schwere CC, Alter < 16 Jahre	0,566	1786,76€
F67D	Hypertonie ohne komplizierende Diagnose, ohne äußerst schwere oder schwere CC, Alter > 15 Jahre	0,475	1499,49€

Ø 1.837,27€

Quelle: eigene Darstellung auf Grundlage von GKV Spitzenverband (o.J.), Institut für das Entgeltsystem im Krankenhaus (2014)

Anhang 2: Potentiell vermeidbare Kosten pro 100.000 Einwohner

Bundesland	Anzahl potenziell vermeidbarer Fälle pro 100.000 Einwohner	Einsparpotenzial
Nordrhein-Westfalen	26.539	48.759.309€
Sachsen	6216	11.420.470€
Niedersachsen	4167	7.655.904€
Berlin	3593	6.601.311€
Hessen	3346	6.147.505€
Sachsen-Anhalt	2702	4.964.304€
Bayern	2491	4.576.640€
Hamburg	2095	3.849.081€
Mecklenburg-Vorpommern	1815	3.334.645€[i]
Baden-Württemberg	1782	3.274.015€
Brandenburg	1028	1.888.714€
Saarland	625	1.148.294€
Bremen	490	900.262€
Schleswig-Holstein	485	891.076€
Thüringen	465	854.331€
Rheinland-Pfalz	409	751.443€
Gesamt	**58.248**	**107.017.303€**

BEI GRIN MACHT SICH IHR
WISSEN BEZAHLT

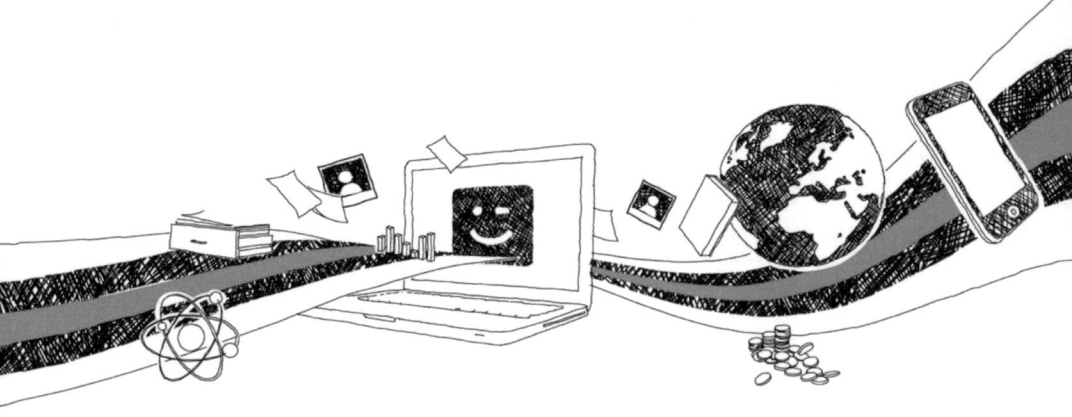

- Wir veröffentlichen Ihre Hausarbeit,
  Bachelor- und Masterarbeit

- Ihr eigenes eBook und Buch -
  weltweit in allen wichtigen Shops

- Verdienen Sie an jedem Verkauf

Jetzt bei www.GRIN.com hochladen
und kostenlos publizieren

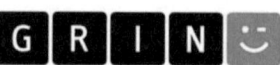